LETTRE

A MM. LES AUTEURS

DU JOURNAL

DE MEDECINE,

PAR M. DESBREST, Conseiller du Roi, Docteur en Médecine de l'Université Royale de Montpellier, ancien Médecin des Camps & Armées du Roi, Correspondant de la Société Royale de Médecine, Intendant des Eaux Minérales & Médicinales de Chateldon.

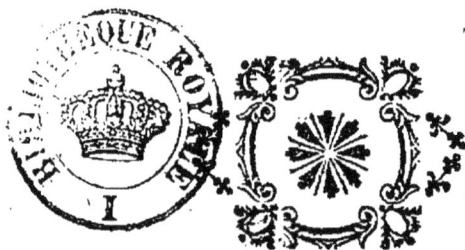

A CLERMONT-FERRAND,

De l'Imprimerie d'ANTOINE DELCROS, Imprimeur du Roi, rue de la Treille.

Et se trouve A PARIS,

Chez le Sieur DIDOT, Libraire, Quai des Augustins.

M. DCC. LXXIX.

LETTRE

A MM. LES AUTEURS

DU JOURNAL DE MÉDECINE,

En réponse à l'observation de M. COUSINET sur le Précis des Eaux Minérales & Médicinales de Chateldon, insérée dans le Journal de Médecine du mois de Février dernier. (a)

Ne craignons rien de qui cherche à médire!
Voltaire. *Discours sur la calomnie.*

PERSUADÉ, Messieurs, qu'un des moyens qui peuvent le plus contribuer à la perfection des sciences & des arts, c'est

(a) Cette Lettre auroit dû paroître depuis long-temps dans le Journal de Médecine : c'étoit sa place : les Auteurs de ce Recueil n'ont pas voulu l'y mettre : l'un d'eux m'en a dit les raisons par écrit, elles ne sont pas bonnes : je ne dois pas les dire au public.

N. B. Il vient de paroître un nouveau libelle de 63 pages sans nom d'Imprimeur ni de lieu ; *il a pour titre, avis à M. Desbrest :* je ne veux pas en deviner l'Auteur : quel qu'il soit, je dois lui dire que je profite avec plaisir des avis qu'on me donne, quand c'est l'amitié & la raison qui les dictent,

A 2

4

l'exercice libre d'une critique impartiale & éclairée ; je me serois abstenu de répondre à l'observation sur le Précis des eaux de Chateldon, lequel j'ai publié, si l'Auteur, quelqu'eût été son succès, n'avoit cherché qu'à relever les défauts qu'il auroit cru appercevoir dans mon opuscule : & en effet, ou cette observation est juste, ou elle ne l'est pas : dans le premier cas, ce seroit la relever encore que de la combattre : si elle est mauvaise au contraire, pourquoi ne pas l'abandonner au mépris inévitable des Lecteurs judicieux ? mais si l'observateur n'a eu pour objet que de m'injurier, de me prêter des intentions mal-honnêtes ; de me donner sans pudeur des démentis formels sur des faits que j'ai avancés comme vrais ; ai-je pu convenablement garder le silence ? J'aurois encore volontiers passé sur les injures ; elles auroient tourné à la confusion du nouvel observateur ; mais des démentis ne me permettent pas de garder le silence que le public seroit fondé à prendre pour un aveu de mes torts. Cette réflexion m'a mis

& qu'ils sont offerts avec décence. Ceux de M. de Prelle ne sont dignes que de mépris : ce seroit m'avilir que d'y répondre. Je préviens même que je ne répondrai plus à tout ce qu'on écrira contre les eaux de Chateldon. Je laisserai parler leurs succès.

la plume à la main, & enfin me voici en face de M. Cousinet.

Cependant il me vient un doute sur l'existence de cet Adversaire. Est-il réellement Médecin, n'est-il au contraire, je ne dis pas qu'un pur esprit, ce seroit trop abuser de l'expression, mais qu'un *Pseudonyme ;* que le fantôme d'un de ces *rufus* toujours prêts à vendre leurs plumes à des Êtres qui, n'ayant pas le courage de se présenter dans la lice, n'en sont que plus ardents dans leurs sourdes menées ? A juger, Messieurs, de cet observateur par différents passages de son écrit, on seroit tenté de croire qu'il a une connoissance particuliere, & de ma famille, & des malades dont j'ai parlé dans mon Précis, & du Médecin Gontier dont j'ai fait avec raison une mention honorable : on pourroit présumer qu'il est très-à portée de moi, qu'il est dans mon voisinage ; cependant, Messieurs, jamais dans ces cantons, ni à vingt lieues à la ronde, on n'a vu de M. *Cousinet,* Médecin ; jamais on n'a entendu parler de lui ; ce n'est donc que l'ombre d'un méchant, de quelque vil fabricateur de libelle ; quelle confiance mérite-t-il ? cette supercherie ne vous donnera-t-elle pas quelques regrets à vous-même, d'avoir inséré dans votre Journal, du mois de Février dernier, un écrit que l'Auteur véritable se garde bien d'avouer ? à quelles surprifes l'impartialité des Journaliftes n'eft-elle pas fouvent expofée ? mais, Meffieurs, quelle fera la mefure de votre indignation, lorfque je vous aurai appris que l'obfervateur, ou bien ceux à qui il s'eft ou prêté ou vendu, avoient adreffés par la pofte & avec une exceffive profufion, à diverfes perfonnes de ces cantons, & fans doute ailleurs, avant la diftribution de votre Journal, des copies imprimées de cette fatyre, fous le titre d'extrait du Journal de Médecine ? eft-ce ainfi qu'un Écrivain de bonne foi, qu'un Médecin *honnête* fe comporte ? c'eft pourtant ce même M. *Coufinet* qui ofe m'accufer de manquer de délicateffe, & de facrifier le précieux intérêt de l'humanité à une odieufe cupidité. Quoi qu'il en foit, je vais parcourir cet écrit, que je crois avoir déja rendu bien fufpeƈt. Peutêtre, digne ouvrage d'un fantôme, fe trouvera-t-il réduit en fumée à la fin de cette Lettre ?

Je commence, Meffieurs, par l'intitulé de cette obfervation : l'Auteur ne prouvet-il pas qu'il vient de l'autre monde en m'attaquant fur l'énumération de mes qualités ? ce reproche a-t-il d'autre caufe que le chagrin d'être foi-même fans aucune qualité honorable ? c'eſt pourtant à la ſuite de cette importante remarque (1) que l'obſervateur ſe croyant ſur des *treteaux*, ajoute, *d'après leſquelles obſervations le Lecteur pourra anticiper ſon jugement ſur un traité des mêmes eaux* (de Chateldon) *de celles de Vichy & d'Haute-Rive que promet l'Auteur.*

Mais quand les obſervations ſur le Précis des eaux de Chateldon ſeroient auſſi ſolides qu'elles ſont pitoyables & de mauvaiſe foi, s'enſuivroit-il que l'on dut préjuger que le traité des eaux de Vichy & d'Haute-Rive ſera mal fait ? eſt-il ſage, eſt-il équitable de condamner un ouvrage avant qu'il ait paru ? l'obſervateur avoit bien ſes raiſons, il ne vouloit pas qu'on lut le mien. Eſt-ce, au ſurplus, par le ſtyle ? eſt-ce par le raiſonnement que M. *Couſinet* eſpere ſéduire ſes Lecteurs ? mais ſait-il ſeulement ſa langue ? fut-il une phraſe plus barbare & plus conforme au ſtyle des charlatans que la ſuivante, *d'après*

(1) On peut voir dans ce traité qui, depuis le mois d'Octobre dernier, eſt en vente à Paris, chez Didot, le jeune, & chez les principaux Libraires du Royaume, que ſi on ne trouve pas au frontiſpice de mon Précis ſur les eaux de Chateldon, la qualité de *correſpondant* que l'obſervateur m'accuſe d'avoir ſupprimée avec *deſſein*, c'eſt une omiſſion purement *typographique* à laquelle on a remédié dans ce traité.

lesquelles observations le *Lecteur pourra anti-ciper son jugement ?* prévient-on son propre jugement ? quant à la maniere de raisonner de l'observateur, *n'anticipons pas le moment de la faire connoître.* ? Enfin, Messieurs, on censure l'épigraphe même (1) que j'ai mise au frontispice de mon Précis ; on dit qu'elle ne s'adapte guere bien à mon sujet : cependant je traite des eaux. Hypocrate, me dit-on, dans une note *en écrivant cette sentence, n'avoit pas certainement en vue les eaux minérales.* Ce Prince des Médecins at-il donc fait cette confidence à l'observa-teur moderne ? ou bien celui-ci préten-droit-il qu'à l'époque où Hypocrate écri-voit, il n'existoit point d'eaux minérales ? dans ce cas, M. *Cousinet* auroit bien dû nous apprendre comment & depuis quel temps ces eaux ont été ou *inventées* ou dé-couvertes pour la premiere fois. Sans dou-te Hypocrate n'avoit pas analysé les eaux comme on les analyse aujourd'hui ; mais il en avoit reconnu de différentes especes ; de douces, de salées, &c. & si l'observa-teur avoit bien médité le livre *de aere aquis & locis*, de cet excellent Auteur, il n'au-

(1) Il est bon d'apprendre à M. *Cousinet* qu'il a fait mal-à-propos le mot *épigraphe* substantif mas-culin : mais que de leçons de ce genre à donner à ce fantôme !

roit pas fait cette remarque auffi ridicule que déplacée. (1)

Pourfuivons, Meffieurs, nous voici fans *anticipation* au moment d'entrer dans la difcuffion & de la logique & de la doctrine de M. *Coufinet*. D'abord, pour laiffer croire qu'il fait rendre juftice au mérite ; à la fuite de quelques réflexions ufées, il fait venir affez mal-adroitement l'éloge d'un Médecin qui n'eft plus, mais qui, s'il vivoit encore, ne lui fauroit certainement aucun gré de fes louanges. Hé ! qui plus que moi doit regretter M. *Marteau de Grand Villiers !* nous n'avons pas été d'accord, il eft vrai, fur les naiffances tardives ; mais il me faifoit l'honneur de m'eftimer ; c'eft l'expreffion dont il aimoit, difoit-il, à fe fervir en combattant mon opinion. (2)

M. *Coufinet* me dénonce au public comme un *déraifonneur*, comme un charlatan,

---

(1) *Quæcumque verò falfæ (aquæ) & crudæ ac duræ funt, ad hoc quidem ut eas omnes bibant, non bonæ funt. Sunt tamen aliquæ naturæ & morbi, quibus tales aquæ in potu commodæ funt, de quibus ftatim dicam.... Quæ verò crudæ funt & minimè coctu bonæ, hæ magis conftringunt ventres ac reficcant. At enim mentiuntur homines de falfis aquis propter imperitiam & hip. lib. de ær. aq. & loc.*

(2) Journal de Médecine, du mois de Mai 1768.

A 5

comme un Médecin dont la démarche n'eſt pas décidée par le bien public, & dans qui l'intérêt particulier eſt le premier de ſes motifs. Telles ſont, Meſſieurs, les expreſſions littérales de cet honnête cenſeur, & le ſens dans lequel il les a employé ; voyons cependant comment il prouve ces gracieuſes qualifications. » Quand on écrit » contre un Auteur, & qu'on s'irrite contre » lui, dit l'immortel Monteſquieu, il faut » prouver les qualifications par les choſes, » & non pas les choſes par les qualifica-» tions : » écoutons donc l'obſervateur lui-même ? *les faits que l'Auteur du Précis rapporte, ont-ils tous l'air de la vraiſemblan-ce ? met-il ſes Lecteurs en état de vérifier les grands ſuccès qu'il leur raconte ? ces faits s'a-cordent-ils avec la notoriété publique, ou n'ont-ils que la certitude des obſervations ſur le pouls que le même Auteur a fait inſérer dans le journal de Médecine ; obſervations fondées ſur quelques prédictions que le haſard aura fa-voriſées, tandis qu'il en aura démenti le plus grand nombre ? je demande, répéte-t-il en-core, ſi les faits qu'il rapporte ont tous l'air de la vraiſemblance.*

Mais, 1°. Meſſieurs, eſt-ce de la vrai-ſemblance des faits dont on doit s'occuper en Phyſique & en Médecine ? le Phyſicien & le Médecin ne doivent-ils pas, au con-

traire, fe défier de cette trompeufe vrai-
femblance ? la vérité n'eft-elle pas l'unique
objet de leurs recherches ? & combien de
chofes vraifemblables qui ne font rien
moins que vraies ? laiffons donc la vrai-
femblance aux Poëtes : quand ils la pré-
ferent à la vérité, ils fuivent, en cela,
les regles de l'art. En Médecine, il en eft
autrement ; il ne s'agit pas d'examiner fi
les faits que je rapporte font vraifemblables, mais feulement s'ils font vrais : or
les malades qui font le fujet de mes obfervations, ont-ils certifié à M. *Coufinet*
qu'ils n'étoient pas atteints des maladies,
dont j'ai dit qu'ils avoient été guéris par
l'ufage, plus ou moins prolongé, des eaux
minérales de Chateldon ? jufqu'à ces certificats en bonne forme, (car M. Coufinet
ne fauroit être cru fur rien) les faits que
je rapporte pafferont pour conftants : de
mauvaifes plaifanteries, de ridicules affertions ne fauroient y donner la moindre
atteinte. 2°. Ne faut-il pas être un détrac-
teur bien hardi pour demander fi je mets
mes Lecteurs en état de vérifier les grands
fuccès que je raconte des eaux de Chateldon ? n'ai-je pas nommé plufieurs perfonnes, même de celles qui étoient violem-
ment affoiblies par des pertes blanches,
& dont la guérifon paroît fi difficile à M.

Coufinet ? qu'il les interroge, qu'il ne s'en tienne pas à fubftituer fes idées de vrai-femblance à la fincérité de leurs déclara-tions, & qu'il nous rende, s'il l'ofe, leur réponfe ? des faits ne fe détruifent pas, & la délation d'un homme qui emprunte un faux nom ne fuffit pas pour en faire fufpecter la vérité ?

Si je n'ai pas nommé tous les malades dont j'ai fait mention, des Lecteurs défin-téreffés n'en fentent-ils pas la raifon ? un Médecin, en publiant fes obfervations, ne doit-il pas fe conformer à la volonté de fes malades ? n'en a-t-il pas fouvent qui ne veulent point être connus ?

3°. A quelle fin l'obfervateur Coufinet fait-il une fortie fur d'anciennes obferva-tions que j'ai publiées fur le pouls ? eft-il heureux dans fes remarques ? s'eft-il donc perfuadé qu'il fuffifoit qu'il les condamnât pour les rendre ridicules, & que le public auffi peu équitable que lui, l'en croiroit fur fa parole ? pourquoi n'a-t-il pas cité le Journal où fe trouvent ces obfervations ? n'a-il pas craint que des Lecteurs judicieux & fans partialité ne recouruffent à l'ou-vrage où elles font inférées, & qu'ils n'y appriffent à juger du mérite de fes ré-flexions.

Mes Obfervations fur le pouls, (1) ne
puis-je pas le dire fans manquer à la mo-
deftie, ont été louées à diverfes reprifes
& dans différents ouvrages, par des Médecins d'un autre poids que M. *Coufinet.*
Ces fuffrages motivés peuvent-ils être ef-
facés par une phrafe injurieufe? l'obfervateur a évoqué, dans fon délire, l'ombre
de M. Marteau; ne pourrois-je pas avec
plus de raifon évoquer celle de M. de
Bordeu? combien je fuis honoré & flatté
du jugement qu'il a porté de moi, dans
fon Livre *des Recherches fur le pouls par
rapport aux crifes.* (2) Ce dernier trait de
méchanceté n'a-t-il pas dû vous convain-
cre, Meffieurs, que l'obfervateur n'en veut
qu'à moi perfonnellement, & qu'il n'a
d'autre but que de m'injurier?

Mais revenons, en quoi les faits que
je rapporte choquent-ils donc la vraifemblance! des pertes blanches, des dartres,
des reftes de gonorrhée ne fauroient-ils
être guéris par les eaux de Chateldon en
trois, fix femaines, deux mois ou plus?
pourquoi ces eaux n'auroient-elles pas au-
tant de propriétés à cet égard que les au-

---

(1) Journal de Médecine, Février 1768, pages
138 & fuivantes.

(2) Recherches fur le pouls par rapport aux
crifes, tom. 3, prem. part. pages 161 & fuivantes.

tres eaux minérales du même genre, auxquelles votre obfervateur ne contefte pas cette vertu ? ferons-nous forcés de relever à chaque inftant fa partialité & fa mauvaife foi ? ai-je dit que le malade, qui fait le fujet de la 18me. obfervation, avoit encore la vérole ? n'ai-je pas fait entendre au contraire qu'il n'exiftoit plus de *virus vénérien* ? & cet obfervateur ne doit-il pas favoir que des dartres procédantes d'un *virus* quelconque, peuvent fubfifter même après que la caufe qui les a fait naître eft détruite ? ne conçoit-il pas comment nos humeurs peuvent acquérir, pendant l'exiftence du virus *fyphilitique*, des difpofitions propres à entretenir des dartres, qui fans être véroliques elles-mêmes, n'en dépendent pas moins du virus qui les a produites ? ce critique devroit au moins être d'accord avec lui-même : ne dit-il pas, par une de ces inconféquences qui lui font fi ordinaires, que les eaux minérales, *du moins celles qui font ferrugineufes*, terminent heureufement des reftes de gonorrhée ? pourquoi refufe-t-il donc aux eaux martiales de Chateldon une propriété qu'il ne contefte pas aux eaux ferrugineufes ?

S'eft-il férieufement attaché à étudier la marche de la nature dans fes opérations, & à obferver l'effet des médicaments ? comment, s'il eſt Médecin, guérit-il donc ſes malades ? *le tartre émétique* ne fait-il pas vomir entre ſes mains ? ce remede n'opére-t-il pas tous les jours des guériſons auſſi promptes que ſurprenantes ? quelques priſes de quinquina n'arrêtent-elles pas, comme par une eſpece de *miracle*, (1) des fievres intermittentes, & auſſi longues & auſſi invétérées que les pertes blanches guéries par les eaux de Chateldon ? Les Journaux, les Ouvrages des Médecins, les Mémoires de l'Académie Royale des Sciences, &c. ne ſont-ils pas d'ailleurs remplis de miracles ſemblables ? entre cent exemples que je pourrois citer, je me contenterai d'en rapporter un qui ſe trouve dans les Mémoires de l'Académie des Sciences, année 1700. Une fille de 22 ans & d'un bon tempérament, étoit attaquée depuis un an & demi d'une extinction de voix qui lui étoit venüe à la ſuite d'une fievre intermittente, qui avoit été traitée & guérie par les remedes ordinaires : cette extinction de voix avoit réſiſtée à tous les médicaments dont on avoit eſſayé l'uſage ; cependant cette maladie céda tout-à-coup à l'effet d'une ſimple infuſion vulnéraire,

---

(1) Et c'eſt le ſens unique dans lequel un Lecteur ſenſé peut entendre ce mot, lorſque je l'ai employé dans mon **Précis.**

que M. Lemery prefcrivit à la malade ;
mais cette fille reperdoit la voix, dès
qu'elle ceffoit l'ufage de fon remede ; de
forte que pour fe conferver la faculté de
parler, elle étoit obligée d'avoir toujours
avec elle une bouteille de fon infufion ;
auffi, difoit-elle plaifamment, qu'elle por-
toit fa voix dans fa poche. Ne voilà-t-il
pas un exemple frappant de la prompte
action des plus fimples remedes ? fi ce fait
ne paroît pas vraifemblable à M. Coufinet,
fera-ce un motif fuffifant pour en contef-
ter la vérité, & accuferons-nous M. Lemery d'avoir manqué de bonne foi ?

Mais fans m'éloigner de ce qui con-
cerne plus particuliérement les eaux de
Chateldon, fi je difois aujourd'hui à cet
obfervateur qu'une femme âgée de quaran-
te-huit ans, qui depuis fa quarante-troi-
fieme année n'étoit plus réglée, avoit eu
à cette époque des pertes blanches qui
avoient coulé prefque fans interruption
pendant cinq ans : que ces pertes ayant
difparues au commencement du mois de
Décembre dernier, elle fut attaquée, le
douze du même mois, d'une fievre putri-
de vermineufe, caractérifée par la perte
des forces, la fréquence du pouls, fa
dépreffion, des foibleffes, des défaillan-
ces, des anxiétés, des maux de cœur ;

des vomiſſements de vers, de bile ver-
dâtre, poracée, &c. qu'après le ſixieme
jour, ces accidents furent remplacés par
une diarrhée & une excrétion fréquente
& douloureuſe de matieres vertes, mêlées
avec des lombricaux : ſi j'ajoutois qu'ayant
traité cette malade avec des remedes convenables à ſon état & au genre de ſa maladie, on avoit eu vers le dix-ſeptieme
jour l'eſpérance d'une heureuſe terminai-
ſon ; que cependant peu de jours après
cette époque, cette fievre, qui ſembloit
toucher à ſa fin, dégénéra tout-à-coup
en fievre lente continue avec un pouls
fréquent, vif, petit ; des chaleurs aſſez
ſenſibles aux extrêmités, un ptyaliſme con-
tinuel & une ſi grande ſéchereſſe à la
gorge, que la malade comparoit ſon goſier
à des parchemins *grillés*, & qu'elle étoit
obligée d'avoir continuellement entre les
mains un pot d'eau pour s'humecter la
bouche : ſi je diſois que la ſalive de cette
malade étoit ſi exhaltée & d'un ſi mauvais
caractere, qu'outre ſon infection inſu-
portable aux perſonnes qui l'approchoient,
elle faiſoit éprouver à la malade même,
lorſque par mégarde elle en avaloit quelques gouttes, un ſentiment ſi doulou-
reux, qu'il lui ſembloit avoir dans les
entrailles un braſier qui les dévoroit,

que fon eftomac & fon ventre éprou-
voient alors des convulfions & des con-
tractions fi véhémentes, qu'elle vomiffoit
avec efforts cette falive, à laquelle elle
attribuoit ces accidents auffi terribles que
finguliers ; qu'elle étoit d'ailleurs fi dé-
goûtée, qu'elle ne prenoit prefque aucune
nourriture, & qu'elle avoit tellement mai-
gri dans l'efpace de douze jours, que fa
carriere ne paroiffoit pas devoir s'étendre
fort loin ; fi je difois qu'après avoir employé fans fuccès les différents remedes
que la faine pratique peut mettre en ufage
dans des cas femblables, je lui avois confeillé les eaux de Châteldon qui l'avoient
guéries dans fort peu de temps : fi pour aug-
menter encore le *merveilleux* de cette guérifon, j'ajoutois que c'eft pendant les grands
froids du mois de Janvier dernier & à
Cuffet que s'eft fait ce nouveau *miracle* ;
qu'il a été opéré par des eaux qui avoient
été tranfportées dans cette Ville depuis le
mois d'Août précédent : que la malade,
par une infpiration divine ou par une
impulfion purement *animale*, en buvoit fix
pintes chaque jour, & qu'afin de n'être
pas privée de l'efprit recteur de ces eaux,
de leur *gas*, c'étoit au goulot même de la
bouteille qu'elle les buvoit : M. Coufinet
ne fe croiroit-il pas fondé à demander,

pour la troifieme fois, fi ce fait a *tout
l'air de la vraifemblance?* (1) quelle que puiffe
être fa croyance à cet égard, je l'invite
à venir à Cuffet pour y prendre tels éclair-
ciffements qu'il jugera convenables, en
lui difant néanmoins que c'eft Madame
Beaumenut, femme du principal du Col-
lege de cette Ville, qui eft le fujet de ce
nouveau *prodige*.

L'Auteur des obfervations demande en-
fuite pourquoi la femme, dont il eft parlé
dans la quatrieme obfervation du Précis,

_____

(1) Sans doute cet obfervateur aimera mieux
croire à une groffeffe de dix-huit mois, à celle de
Marguerite *Soyer*, par exemple, qu'à la guérifon de
Madame Beaumenut. La premiere lui paroîtra vraifemblable & conforme aux loix de la nature:
l'autre fera incroyable & fans vraifemblance. Mais
je l'ai déja dit, chacun a fa façon de voir & de
fentir; (Journal de Médecine, Février 1768, pag.
149) les bileux voient tous les objets peints en
jaune : ceux qui voyagent parmi les morts, pren-
nent fouvent l'ombre pour la réalité.

Je révere fincérement les cendres de M. Marteau:
c'étoit un favant Médecin, un excellent Praticien
& un habile obfervateur. Cependant lorfqu'il pu-
blia fon obfervation fur la groffeffe de Marguerite
Soyer, au moins pour cette fois, il n'avoit pas
mis fes bonnes lunettes. (Voyez fa Lettre fur cette
groffeffe dans le Journal de Médecine du mois de
Novembre 1766, & mes réflexions fur les naiffances prétendues tardives dans le Journal de Décembre 1767.

fut faignée mal-à-propos à mi-terme d'une
feconde groffeffe, pour un tournoiement de
tête ; mais ne l'ai-je pas dit ? c'eft parce
qu'elle n'avoit que dix-huit ans, qu'elle
étoit d'une conftitution très-délicate, &
que je ne crois pas, ainfi que M. *Coufinet*,
que *dans ces occafions, & fur-tout à mi-grof-
feffe, la faignée* foit, le plus ordinairement,
l'unique *fecours à mettre en ufage.*

Si l'obfervateur croit que les mots *tournoiement* de tête & *vertige* n'expriment que
la même maladie, eft-ce ma faute ? Il peut
recourir à la *Nofologie* de M. de Sauvages,
de ce favant Profeffeur de l'École, où il
dit avoir pris fes degrés, il trouvera au
mot *hallucinationes*, claffe VIII. que vertige
& tournoiement de tête ne font pas toujours des termes fynonimes, mais que le
tournoiement de tête eft fouvent un ac-
cident de la maladie connue des Grecs,
fous le nom de *dinos*, appellé *vertigo* par
les Latins. Il y verra auffi que la faignée
n'eft pas *l'unique fecours* à mettre en ufage
dans le cas où fe trouvoit la femme qui
fait le fujet de cette obfervation, mais
qu'elle y eft au contraire très-préjudicia-
ble, & que ce font fur-tout les eaux minérales acidules ferrugineufes qu'il convient d'employer dans pareille circonftan-
ce : le célebre Heifter lui donnera une

semblable leçon (1) qui lui sera répétée par tous les Maîtres de l'art, lorsqu'il se donnera la peine de les consulter.

Il faut convenir que si l'Auteur des observations critiques n'est pas heureux dans ses remarques, il ne manque cependant pas d'artifice pour prévenir le public contre mon traité des eaux, & l'engager, pour nous servir de ses expressions, à *anticiper son jugement* sur cet ouvrage qu'il voudroit soustraire à sa curiosité. Un critique honnête & de bonne foi, lorsqu'il extrait d'un ouvrage un passage qu'il veut citer, le rend tel qu'il est exprimé par l'Auteur sans y rien changer. Est-ce ainsi que M. Cousinet en a agi ? comparez surtout, Messieurs, la citation de l'observateur extraite de ma cinquieme observation. Pourquoi me prête-t-il son style ?

Est-ce donc Madame Deséchaux qui a dit à M. *Cousinet* que la peinture que l'on fait de ses maux n'est pas réelle ? est-ce M. Gontier qui l'a mandé à l'observateur ? où sont leurs certificats : je présume trop bien de M. Gontier pour penser qu'aucune considération, même de *parenté*, lui fasse jamais affirmer un mensonge : n'y a-t-il pas une contradiction palpable à mettre

_____

(1) Heister. comp. med. pract.

en fait que ce Médecin, qui exerce la Médecine dans les environs de Chateldon, ne connoît pas les eaux dont la nature a enrichi ce canton, & à avancer quelques lignes après que ces eaux font décréditées dans les environs. *Oportet mendacem eſſe memorem.* Peut-on préſumer d'ailleurs que M. Gontier, qui approuva que Madame Deféchaux *fit le voyage de Chateldon, pour être confiée aux ſoins d'une parente qui avoit beaucoup d'empire ſur ſon eſprit,* n'eût pas appris de la malade même, ou de ſes parents, qu'elle n'alloit à Chateldon que pour y boire les eaux. Ce Médecin oferoit-il dire une choſe auſſi peu vraiſemblable ?

M. Gontier, pourſuit l'obſervateur, auroit plutôt ordonné à la malade d'autres eaux de *cette claſſe, mais très-connues par de fréquents ſuccès en ce genre, étant employées tant en bains qu'en boiſſon.* De quelles eaux M. *Couſinet* entend-t-il parler ici ? ce n'eſt pas fans doute de celles de Vichy, elles ne font pas de la claſſe des eaux de Chateldon ? feroit-ce des eaux de St. Alban qui font dans le voiſinage de M. Gontier, de ces eaux que perſonne ne devroit connoître mieux que M. Couſinet, à ce que je préſume ? je fais que les eaux de cet endroit ont un goût *acerbe, auſtere, ſtiptique,* & qu'elles font ferrugineuſes. Je

fais qu'elles ont plufieurs propriétés ; qu'elles ont celle de faire mourir les ferpents
& les grenouilles, & qu'on les vante fur-
tout pour la guérifon de la gale. La nature toujours libérale dans la difpenfation
de fes dons fait pourtant les varier & les
diftribuer avec fageffe. Les galeux peuvent courir à St. Alban ; que les eaux de
ce lieu confervent à jamais cette vertu
falutaire aux malheureux dévorés par la
vermine ? (1) les hommes hypocondriaques, inquiets, mélancoliques, bilieux
iront à celles de Chateldon (2) ; c'eft à

---

(1) Pour prévenir les attaques de M. Coufinet,
qui ne manqueroit pas de dire ici que gale & vermine font chofes différentes, nous croyons, fans
adopter aucun fyftême à cet égard, pouvoir lui faire
obferver que quelques Médecins penfent que la
gale eft produite par la préfence de certains petits
infectes qui s'attachent à la peau : que Leuwenhoek
dit avoir découvert des animalcules dans les puftules
des galeux. Il peut auffi confulter à ce fujet les
tranfactions philofophiques, année 1703, l'hiftoire
abrégée des infectes de Geoffroy, &c.

(2) Chateldon n'eft pas un Village, ainfi que le
dit malicieufement M. Coufinet : c'eft une Ville qui,
à en juger par ce qui en refte, a été remarquable
par fon Commerce & fes Manufactures. Les bou-
cheries qui fubfiftent encore donnent une idée de
fa population paffée, & on y voit une fi grande
quantité de boutiques, prefque détruites ou fermées,
qu'on peut préfumer avec raifon que cette Ville
a été très-commerçante. C'eft de Chateldon que les

ces fources bienfaifantes que les femmes
hyftériques, vaporeufes, fatiguées, épui-
fées par des pertes, &c. retrouveront la
fanté. C'eft-là que les femmes ftériles pour-
ront concevoir, avec raifon, la flatteufe
efpérance de devenir meres. (1) Si ce font
les eaux de St. Alban dont M. Gontier
avoit confeillé l'ufage à Madame Deféchaux, j'ignore fi elle eut mal fait de fui-
vre fes confeils ; mais il eft sûr qu'elle fit
très-bien de recourir à celles de Chateldon, puifqu'elle y a trouvé la fanté. A
quelque chofe malheur eft bon.

Les obfervations qui paroiffent fatiguer
le plus notre fatyrique & contredire fon
petit fyftême de Médecine, ce font celles
fur-tout qui tendent à conftater que les
eaux de Chateldon facilitent la conception. Ecoutons-le lui-même : » *ce que l'on*
» *dit à Chateldon de l'infaillibilité des eaux*
» *pour faire faire des enfants, on le dit par-*

papeteries & les coutelleries ont été tranfportées
à Thiers. La chûte des terres dans les eaux qui
fervoient à ces Manufactures a fans doute caufé la
rhine de ces établiffements. Cette Ville eft habitée
aujourd'hui par des Citoyens affables, honnêtes &
officieux, qui accueillent avec bonté les malades
qui viennent à leurs eaux.

(1) Les eaux de Chateldon, depuis la publica-
tion de mon Précis, ont encore donné plufieurs
preuves de leur vertu fécondante.

» *tout*

» tout ailleurs. *Le peuple le dit , parce qu'il*
» *le croit ; les gens sensés le disent par ma-*
» *niere de plaisanterie , mais sans en rien*
» *croire ;* » & M. *Cousinet* qu'en pense-t-il ?
le compterons-nous au nombre des gens
sensés ? faut-il le ranger parmi le peuple ?
Si *on ne doute pas ,* comme il en convient,
que les eaux minérales ne puissent , dans quel-
ques occasions , contribuer à faciliter la con-
ception , & sur-tout les eaux martiales , (1)
le peuple n'a donc pas tort de le croire :
les eaux de Chateldon , qui sont martiales , peuvent donc faciliter la conception ;
& M. Cousinet , qui croyoit être au nombre des gens sensés , se trouve de l'avis
du peuple sans le savoir.

Cet observateur *judicieux* demande pourquoi je ne cite que trois *expériences* pour
prouver que les eaux de Chateldon favo-
risent la conception ; & encore me fait-il
sentir , avec son honnêteté *ordinaire ,* qu'il
eût été prudent de ma part de passer sur
celle qui regarde ma belle-sœur. *On sait,*
dit-il , *on a tout lieu de croire , on est même*
très-persuadé que ma belle-sœur n'avoit jamais
goûté les eaux de Chateldon quand elle devint
grosse : il est très-certain , ajoute-t-il ,
qu'elle étoit alors fort éloignée de pren-

_____

(1) Journal de Médecine , Février 1779 , page
159.

dre mes confeils, parce que c'étoit un autre Médecin qui *dirigeoit fa fanté*, & qui *l'avoit dirigée jufques-là*. Il obferve même que *ce Médecin qui avoit toute la confiance* de ma belle-fœur *habitoit la même Ville*, & que fon témoignage eft d'un tel poids que je le recuferois en vain. N'admirez-vous pas encore, Meffieurs, l'artifice des affertions de M. Coufinet ? il ne veut pas même me laiffer la reffource de recufer le *grave* Médecin de ma belle-fœur ; mais pour recufer un témoin, ne faut-il pas lui être confronté ? il faudroit au moins le connoître, & M. Coufinet ne nomme pas même celui dont la *maffe*, le *poids* peuvent m'écrafer. Il y a d'ailleurs plufieurs Médecins dans le voifinage de ma belle-fœur qu'elle n'a jamais confultés, & qu'il n'eft pas vraifemblable qu'elle confulte jamais ; il y en a fi peu de défintéreffés dans la conteftation préfente, qu'il faudroit au moins que leur témoignage fut bien motivé ; & en attendant que M. Coufinet faffe revêtir celui du Docteur dont il entend parler, de toutes les formes requifes pour le rendre valable, qu'il fe contente de favoir que jamais ma belle-fœur n'a eu d'autre Médecin que moi ; & que par conféquent celui fur le *poids* duquel il s'appuie, a bien pu ignorer fi elle avoit bu les eaux de Chateldon ?

Notre obfervateur a tant de goût pour la fatyre & un fi grand penchant à la calomnie, qu'il aime mieux croire que la payfanne de la Chapelle a changé de mari, que de convenir que les eaux de Chateldon ont pu contribuer à la rendre mere. Si la méchanceté, la calomnie & le libertinage ne font pas rares fur les bords qu'habite M. Coufinet, qu'il fache au moins que l'honneur, la fageffe & la fidélité conjugale font des vertus qu'on retrouve encore au Village de la *Chapelle !* n'en ai-je pas affez dit, Meffieurs, pour faire voir quel cas on doit faire des obfervations de M. Coufinet ? n'ai-je pas prouvé qu'il raifonne auffi mal comme Logicien que comme Médecin ? faut-il que je lui apprenne encore comment le même remede peut tendre & détendre, refferrer & relâcher ? faut-il que je lui dife qu'il n'a pas de notions juftes, précifes ni folides fur la maniere dont les remedes operent ? s'il les regarde comme des agents purement *méchaniques*, & nos corps comme des fujets fimplement *paffifs*, il a raifon de dire que le même remede ne peut pas *tendre* & *détendre*, *refferrer* & *relâcher* : mais que ces idées font éloignées de la vérité ?

Si les eaux de Chateldon font propres

à détendre le genre nerveux, c'eſt parce qu'elles changent la qualité de différentes humeurs qui, lorſqu'elles ſont viciées, favoriſent l'érétiſme des nerfs & fomentent l'iliade de maux & l'aſſemblage effrayant des accidents divers, auxquels les femmes hyſtériques ſont expoſées : c'eſt que par leurs parties fluides, ces eaux lavent, délaient, diſſolvent les ſels âcres & irritants qui agacent les fibres tendres & délicates de ces malades auſſi foibles que ſenſibles : c'eſt qu'elles opérent des effets à-peu-près ſemblables chez les hommes hypocondriaques, mélancoliques, &c. & c'eſt quelquefois par le moyen des *mêmes agents*, & particuliérement par leurs parties ferrugineuſes, que ces eaux ſont toniques & propres par conſéquent à rendre aux ſolides le *reſſort*, le *ton*, l'*élaſticité* dont ils étoient privés. Que M. Couſinet ceſſe donc de croire que le même remede ne peut pas tendre & détendre, reſſerrer & relâcher ! ſans doute ce n'eſt pas dans le même moment, & chez le même individu, qu'il peut opérer ces effets qui ne paroîtront contradictoires qu'à ceux qui ne ſe ſont jamais ſérieuſement attachés à l'art précieux de guérir : mais les Médecins inſtruits, ceux qui étudient les ſavantes opérations de la nature, ceux qui ne confondent pas la *vraisemblance* avec la *réalité*, concevront aisément qu'un remede tend, resserre ou relâche, suivant la disposition des organes sur lesquels il agit, & selon la nature ou la composition de ces organes. Un même remede peut tendre les solides, en donnant du ton aux fibres qui les composent & en les fortifiant ; il peut détendre les solides, en corrigeant le vice des fluides qui tenoient les fibres dans un état de contraction, d'irritation ou de spasme. Le tartre émétique qui fait vomir la plupart des hommes, ne devient-il pas purgatif pour quelques-uns ? n'y en a-t-il pas qui ne vomissent jamais avec ce remede, & qui ne peuvent pas garder une médecine ? n'y en a-t-il pas enfin chez lesquels il agit comme sudorifique, & d'autres à qui il donne d'inutiles efforts pour vomir ? ces effets différents ne sont-ils pas relatifs à la disposition particuliere des fibres musculaires de l'estomac, à la sensibilité plus ou moins grande de ses tuniques ? ce viscere, le principal organe de la digestion, est-il toujours affecté de la même maniere par le même remede & chez les divers individus ? l'action des médicaments n'est-elle pas relative & à leurs qualités & à la disposition propre, particuliere & même momentanée des organes sur lesquels ils

agiffent ? eft-ce par la trituration feule
que les aliments fe changent en pâte nour-
riciere dans notre eftomac ? & la digeftion
n'eft-elle pas relative à la quantité & à la
qualité de ces aliments, à célle du fuc
gaftrique, de la falive, à la difpofition
de l'eftomac, à fon degré de chaleur, de
tenfion ou de relâchement, &c. Que d'e-
xemples ne pourrois-je pas citer pour
prouver que dans la machine humaine tout
eft relatif à fa forme organique ?

Ai-je dit quelque part que les eaux de
Chateldon étoient purgatives, parce qu'elles étoient ferrugineufes ? n'ai-je pas dit
au contraire que c'étoit *à raifon du calme
& de la détente qu'elles portoient dans les entrailles, qu'elles relâchoient les perfonnes qui
avoient les gardes-robes difficiles ?* & il y a
loin de cette conclufion à celle que M.
Coufinet me prête fi gratuitement, puif-
que j'attribue pofitivement, à la préfence
du fer contenu dans ces eaux, la propriété
qu'elles ont d'être un excellent tonique.
Les termes *toniques* & *détendre* expriment
deux idées oppofées; mais foit que les
eaux de Chateldon deviennent purgatives,
parce que les *parties alkalines, falines &
terreufes qu'elles contiennent, forment, avec
les fucs acides qu'elles rencontrent dans les
premieres voies, un fel neutre capable de purger;*

soit qu'elles faffent cet effet par les principes mêmes qui les minéralifent, & particuliérement par la qualité de leur *gas*, ce qui eft encore plus vraifemblable, en font-elles moins purgatives & de ce que l'obfervateur n'a vu que des eaux *ferrugineufes qui n'avoient que la propriété de refferrer le ventre, de durcir les excrémens, de les noircir* telles que les eaux de St. Alban, doit-on conclure qu'il ne puiffe pas y en avoir d'autres qui, quoique ferrugineufes, deviennent purgatives par les autres principes qui les minéralifent. M. Coufinet peut aller à Chateldon, il y apprendra bien des chofes qu'il ignore : & s'il veut favoir comment les eaux minérales de cette Ville peuvent préparer les malades à l'ufage de celles de Vichy, je l'invite à lire attentivement les troifieme, quatrieme, cinquieme, fixieme, feptieme, huitieme & onzieme Chapitres de la feconde Section de mon Traité des eaux qu'il feint de ne pas connoître, & le quatrieme Chapitre de la premiere Section du même Traité. S'il a quelques notions des premiers élémens de la chymie, il ne fera plus de femblables queftions.

Je fais que les eaux de Spa jouiffent d'une très-grande réputation, je ne l'ai jamais contefté : je ne révoque point en doute les guérisons qu'elles ont opérées, ni les effets que les Médecins leur ont vu produire : je ne fais pas, à l'exemple de M. Cousinet, nier des faits rapportés par des hommes dignes de foi ; mais s'ensuit-il delà que les eaux de Chateldon ne sont pas supérieures à celles de Spa ? ne suffit-il pas, pour établir cette supériorité, que les premieres aient opérées des guérisons plus importantes que celles qui, jusqu'à présent, ont été produites par les eaux de Spa ?

Ne pourrois-je pas demander ici, à mon tour, à M. Cousinet quels sont les motifs qui l'ont engagé à s'élever contre des eaux minérales qu'il dit ne pas connoître ; (1) mais s'il ne les connoît pas, comment ose-t-il en contester les propriétés & les effets ? comment ose-t-il en borner les vertus ? n'est-ce pas encore une autre inconséquence palpable que de conclure de ce que les observations sur les eaux de Spa sont en plus grand nombre, sont plus multipliées qu'il faille rejetter celles que j'ai publiées, sur les eaux de Châteldon ? avec le temps elles se multiplieront aussi. Ne pourrois-je pas demander encore à cet observateur s'il a des raisons particulieres

_____

(1) Voyez son observation, pages 158, 160, 168 &c. insérée dans le Journal de Février 1779.

d'intérêt pour décrier ces eaux; s'il n'eſt pas du nombre de leurs détracteurs, de ceux qui ont ſollicité auprès du Gouvernement la ſuppreſſion de ce même traité, ſur le mérite duquel le public n'a pas voulu *anticiper ſon jugement ?* mais, Meſſieurs, par quelle fatalité faut-il donc que les découvertes utiles trouvent tant de difficultés à s'établir, tandis que des abus préjudiciables à la ſociété, nuiſibles à la vie des hommes, les erreurs les plus dangereuſes ſe répandent avec tant de facilité? n'avons-nous pas vu la ſévérité des loix s'armer contre l'uſage du tartre émétique, & des Médecins célèbres le dénoncer comme un poiſon dangereux ? que d'obſtacles la pratique de l'inoculation n'a-t-elle pas trouvés, même avant d'être tolérée en France ? avec quelle étonnante rapidité l'abus de la ſaignée ne s'étoit-il pas répandu ? à combien d'hommes cette pratique avantageuſe, dans quelques occaſions, n'a-t-elle pas coûté la vie lorſqu'on en a abuſé ? les purgatifs mêmes ne font-ils pas encore aujourd'hui, entre les mains de beaucoup de Médecins, le premier, le principal & preſque l'unique ſecours ſur lequel ils comptent pour guérir leurs malades ? cependant de quels dangers, de quels malheurs l'uſage inconſidéré de ce

remede n'eft-il pas fuivi ? croiriez-vous,
Meffieurs, qu'un grave Docteur, qu'un
Médecin me foutenoit, il y a deux jours,
fur quelques obfervations que je lui fai-
fois relativement à l'état d'un malade qu'on
vouloit purger le feptieme jour d'une maladie de poitrine ; que les crifes & les
jours critiques étoient un rêve du *bon
homme Hipocrate ;* que c'étoit de la *graine
de niais ;* qu'il n'y avoit jamais égard dans
fa pratique ; qu'il purgeoit dans tous les
temps, & qu'il n'en guériffoit pas moins
fes malades ? ne pourroit-on pas compa-
rer les *médicaftres* de cet ordre, de cette
claffe ; à des aveugles qui chercheroient
à prendre des mouches dans la boutique
d'un verrier ? quels ravages, quels dom-
mages n'auroient-ils pas caufés avant d'en
attraper une ? je m'arrête, Meffieurs ; peutêtre n'en ai-je déja que trop dit pour faire connoître de quels écarts le jugement
humain eft capable, & pour donner des
preuves de la lenteur avec laquelle nous
parcourons le fentier de la vérité. Plai-
gnons les hommes ! mais ne négligeons
pas les moyens de les éclairer ! ayons encore le courage de leur annoncer des vérités utiles ! les entreprifes, les déclama-
tions, les délations mêmes des ennemis
de nos découvertes ne doivent pas nous

arrêter. *Salus populi suprema lex esto !* telle doit être, Messieurs, la devise de l'homme de bien, du Médecin honnête qui consacre ses soins, ses veilles & ses peines au soulagement de ses semblables: & quelques soient les obstacles qui s'opposent à l'établissement des vérités qu'il annonce, il ne doit pas être moins ardent à les faire connoître.

O miseras hominum mentes ! ....
Qualibus in tenebris vitæ, quantisque periclis
Degitur hoc ævi quodcumque est ! .... Lucrece.

J'ai l'honneur d'être avec respect,

MESSIEURS,

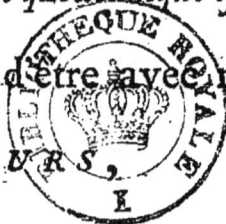

Votre très-humble & très-
obéissant serviteur,
DESBREST, D. M. M.

A Cusset, le 20 Avril 1779.

Permis d'imprimer. A Clermont-Ferrand, le 4 Septembre 1779. CHAMERLAT, Lieutenant-Général.

www.ingramcontent.com/pod-product-compliance
Lightning Source LLC
Chambersburg PA
CBHW070753220326
41520CB00053B/4341